L'ART D'APPLIQUER

LA

PÀTE ARSENICALE.

L'ART D'APPLIQUER

LA

PÂTE ARSENICALE

Par Emmanuel PATRIX.

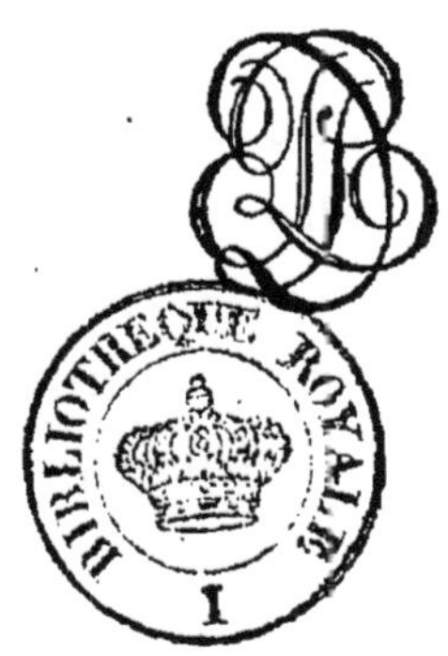

À PARIS

DE L'IMPRIMERIE DE P. DIDOT L'AINÉ
IMPRIMEUR DU ROI.
M DCCC XVI.

L'ART

D'APPLIQUER

LA PÂTE ARSENICALE.

PREMIÈRE PARTIE.

LES écrits d'Hippocrate[1] m'ont paru ne contenir qu'un seul passage où il soit question de l'emploi de l'arsenic. On le trouve dans le chapitre des ulcères, parmi les formules d'épithèmes, la plupart composées de substances vénéneuses. La formule dont il s'agit contient l'ellébore noir, la sandaraque, l'écume ou scorie de cuivre, le plomb lavé[2], beaucoup de soufre, d'*orpi-*

---

(1) Hipp. Op, Ed. Vander Linden, Lug. Batav. 1665, 7ᵉ ph. du nº XI.

(2) Le texte grec dit Μολιϐδον πεπλυμενον, que les Latins traduisent par *plumbum ustum;* ce qui paraît manquer d'exactitude.

ment [1] et de cantharides. Le mélange exact de toutes ces substances était délayé dans de l'huile de cèdre. On s'en servait sous forme de digestif que l'on étendait sur l'ulcère, en le couvrant de la poudre d'arum cuit, tantôt sèche et tantôt détrempée dans de l'huile. D'autres fois on l'employait en poudre, et il suffisait pour cela de supprimer toutes les substances liquides qui entraient dans sa composition.

Hippocrate appliquait donc, autant qu'on peut en juger par ce passage, le mélange arsenical de deux manières différentes; quelquefois il en couvrait les ulcères après lui avoir donné la mollesse d'un onguent, et il l'aspergeait d'une poudre végétale, ce qui devait bientôt former une croûte consistante. S'il voulait, au contraire, en user à l'état sec, il supprimait, comme nous l'avons dit, toutes les substances liquides, le réduisait en poudre, qu'il répandait sur la partie malade.

Hippocrate passe sous silence les circonstances auxquelles ce mélange est approprié.

____

(1) C'est l'arsenic jaune, ou le sulfure d'arsenic de nos jours.

On ne peut cependant pas soupçonner qu'il
l'ait jamais mis en usage pour détruire les
ulcères cancéreux, l'Aphorisme 38 de la
sixième section semble s'y opposer[1].

On ne trouve rien dans Soranus concer-
nant l'arsenic. Ce qu'il dit sur le cancer consiste essentiellement dans une série de formules qui n'ont probablement été usitées que
de son temps[2].

Cælius Aurelianus ne fait aucune mention
ni de l'arsenic, ni du cancer. Je ne sépare
pas l'un de l'autre, parceque je me suis aper-
çu, dans les recherches que j'ai faites, que
les préparations d'arsenic avaient été em-
ployées, à l'intérieur, en bols et en liqueur;
à l'extérieur, sous forme de poudre et d'onguent, et presque toujours dans l'intention de
détruire les affections cancéreuses. Lorsque
nous serons arrivés aux indications du caustique, dont j'entreprends de déterminer
l'usage, je tâcherai de ne laisser aucune

---

(1) Quibus occulti cancri fiunt, eos non curare me-
lius est. Curati enim citò pereunt. Non curati verò,
longius tempus perdurant.

(2) Soranus de Re medicâ. Petit in-folio, 1528.

incertitude sur sa propriété anticancéreuse.

C'est sur-tout du premier siècle de notre ère qu'on peut faire dater l'emploi habituel de l'arsenic dans les ulcères cancéreux; et si, contre le sentiment général, Celse ne devait être regardé comme un simple historien, ses écrits seraient encore la preuve que l'utilité de l'arsenic était alors généralement reconnue. Il parle en effet de l'orpiment comme d'une chose presque vulgaire. « Si le « cancer, dit-il, attaque la verge, il faut le « saupoudrer avec des caustiques, et sur-tout « avec un mélange de chaux, de chalcitis [1] « et d'orpiment. Si l'action de ce caustique « est insuffisante, on doit enlever avec le « scalpel tout ce qui est malade, en coupant « en même temps dans ce qui est sain. On « met aussi en principe général de brûler la « plaie, après l'extirpation du chancre, avec « des médicaments ou par le fer rouge [2]. »

---

(1) Le chalcitis paraît être un sulfate de cuivre, mélangé avec des terres, ou altéré par l'action du feu; ou un cuivre pyriteux en décomposition et mêlé de sulfate de fer.

(Note communiquée par M. Brongniart.)

(2) Edit. in-8°. Rotterdam, 1750, p. 396.

Le langage de Celse laisse peu de doute
sur le but que se proposaient les anciens dans
l'application extérieure de l'arsenic ; mais
on ne pourrait pas déduire la même consé-
quence sur la fréquence de son usage dans
le premier siècle, si l'on s'en rapportait aux
écrits de Dioscoride, contemporain de Celse,
où l'on voit qu'il se borne à exposer l'histoire
naturelle de l'orpiment, et à dire qu'il est
caustique et fait tomber les cheveux [1].

Cette différence que l'on remarque entre
l'étendue des connaissances de Celse et celles
de Dioscoride sur l'emploi de l'arsenic n'é-
tonnera que ceux qui ignorent que Dioscó-
ride, résidant dans une petite ville de la Ci-
licie, avait sans doute une pratique bien
moins étendue que Celse, qui, au centre des
sciences et des arts, habitait Rome, alors la
capitale du monde.

Dans le second siècle, l'usage de l'arsenic
était aussi répandu que dans le précédent ;
mais il paraît que les charlatans s'en étaient

---

(1) Dioscoridis libri octo græcè et latinè. Parisiis,
1549, pag. 299, cap. cxxi.

déja emparés, et en dirigeaient les effets contre certaines lésions extérieures. Ne présumons rien sur les avantages ou les inconvénients qui devaient en résulter, remarquons seulement que Galien voulut s'assurer par sa propre expérience du succès que l'on pouvait espérer de son application, qu'à défaut d'arsenic il employa d'abord de la sandaraque, ensuite de la chaux : mais il a omis de dire ce qu'il a pu en obtenir [1].

Bientôt après, Galien reconnut dans l'arsenic une vertu caustique [2]. « Il a aussi, dit-« il, une action dépilatoire, et si on le laisse « long-temps appliqué, après avoir détruit « les cheveux, il attaque la peau même. »

Galien conseille de s'en servir contre les ulcères putrides [3], il le fait entrer dans les fumigations [4], et rapporte que le chirurgien Philoxène faisait un très grand usage de

---

(1) Galien, in-fol. Venitiis, 1775, quintâ parte, pag. 230. G.

(2) 5ta parte, pag. 68. H.

(3) 5ta parte, pag. 255. C.

(4) 7ma parte, pag. 171. B.

l'orpiment, que, le mêlant avec d'autres in-
grédients, il en formait une poudre dont il
usait contre les polypes, l'ozène, les excrois-
sances charnues, les hémorroïdes, et dans
toutes les circonstances où il convenait de
produire une escarre[1].

Tout ce que Galien rapporte sur le cancer n'est que le commentaire de l'aphorisme
d'Hippocrate, dont nous avons parlé, et qu'il
interprétait selon les lumières que lui four-
nissait son expérience journalière. Lorsqu'il
expose la thérapeutique de cette cruelle affection, il prescrit le solanum contre le cancer ulcéré[2], et dans le cas où l'usage de ce
médicament ne s'accordait point avec les oc-
cupations du malade, il avait recours au chalcitis[3], ou bien au pompholix[4] dont il avait
retiré de grands succès, et lorsqu'il se trouvait dans la nécessité de recourir à l'instru-

(1) Galien, lib. cit. quintâ parte, pag. 148. B.
(2) 7ᵐᵃ parte, p. 107.
(3) 7ᵐᵃ parte, p. 107. E.
(4) 5ᵗᵃ parte, p. 70. H. C'est l'oxide de zinc de nos
jours *Voyez* Chimie de Thenard, pag. 106. not.

ment tranchant, il mettait en usage le précepte de Celse [1].

Environ cinq siècles s'écoulèrent depuis Galien, sans que la science acquît de nouvelles lumières sur les vertus de l'arsenic. Il semble même qu'on ait négligé de mettre en pratique tout ce que Galien avait écrit sur cet objet; c'est du moins ce que fait présumer la lecture d'Oribase, de Paul d'Egine, et d'Actuarius [2].

Dans le dixième siècle Rhazès ne parle point des écrits de ceux qui l'avaient précédé; mais il étend l'usage de l'orpiment aux maladies des yeux, et le fait entrer dans des collyres [3].

Avicenne confirme par sa pratique celle de Galien, désigne d'une manière spéciale trois espèces d'arsenic [4], et renouvelle en quelque sorte les succès de Philoxène, puisqu'il se sert de l'arsenic mêlé à des sub-

---

(1) 7^{mâ} parte, p. 107. D. 89, 90.

(2) Medicæ artis principes, in-folio, Ed. Henricus Stephanus 1567.

(3) Rhazès, in-fol. de ungui oculorum, pag. 228.

(4) Avicenne Opera, pag. 186, 188.

stances grasses contre les poux et les dartres,
ce qu'Albucasis semble avoir ignoré.

On pourrait douter que Guillaume de Sa-
licet ait eu connaissance de ce qu'on avait
dit avant lui sur l'arsenic, si, au chapitre des
médecines mondificatives, etc., on ne trouvait la formule d'un caustique dont l'arsenic fait la base; il la donne sous le nom
de la poudre « d'*aphrodille*[1] *qui dessèche*,
« *corrode et mondifie la chair morte, et ar-*
« *rache les fistules du membre.* » Ce sont ses
propres termes :

℞ Suc d'aphrodille, une livre.
Arsenic rouge, deux onces.
Poudre de chaux non éteinte, quatre onces.

Il faut, dit-il, faire bouillir le suc d'aphrodille
à un feu léger jusqu'à réduction de moitié,
passer, ajouter l'arsenic rouge et la chaux
réduits en poudre, en agitant le mélange avec
une spatule, le diviser en plusieurs parties,
le faire dessécher au soleil, et le conserver
dans un flacon. Il laisse ignorer la manière
dont il s'en servait.

Cet auteur ne dit rien qui lui soit parti-

---

(1) Asphodelle.

culier sur le traitement du cancer et du bou-
ton chancreux, c'est la pratique de Celse et
de Galien qu'il rappelle.

Jean de Vigo[1], dans le quinzième siècle,
se borne à exposer les opinions admises de
son temps sur la cause du cancer, que l'on
attribuait à la mélancolie maligne, etc., et le
traitement se rapporte aux idées qu'il met en
avant. Toute sa thérapeutique se réduit donc
à user d'une cure palliative, à moins que
le cancer n'ait peu d'étendue, et que l'on ne
puisse pratiquer une opération; il recommande l'application du fer rouge, après avoir
enlevé le cancer.

Jean de Vigo n'ignorait cependant pas la
propriété caustique de l'arsenic, puisqu'au
chapitre des ulcères et dans son Antidotaire
on trouve ce minéral formant le principal
ingrédient de formules trop compliquées pour
les citer ici; bornons-nous à rapporter les
principaux médicaments qu'il faisait entrer
dans leur composition, et dont il faisait des
onguents, tels étaient l'arsenic blanc, l'arsenic jaune, l'arsenic rouge, la litharge,

____

(1) Edit. Paris, 1542.

l'alun, la chaux, le mercure, le soufre, le suc d'aphrodille, le vitriol, la tutie, le camphre, le minium, l'antimoine, l'encens, la myrrhe, l'aloës, le sang-dragon, le bol d'Arménie, le castoréum, l'ellébore noir.

Je passe rapidement le quatorzième et le quinzieme siècle : j'y suis forcé par le manque d'observations sur l'usage de l'arsenic.

Ambroise Paré[1] ne s'occupe, dans le seizième siècle, que des antidotes à prescrire dans le cas d'empoisonnement par l'arsenic jaune ou orpiment. Que l'on ne s'imagine pourtant pas que j'affecte de garder le silence sur les accidents malheureux qui ont été l'effet de ce poison minéral, donné par des mains imprudentes; mais on doit convenir aussi que je ne puis tenir aucun compte de tout ce qui ne se rapporte point à la question que je me suis proposée, et qui consiste à examiner seulement les avantages et les inconvénients qui ont résulté de l'emploi de l'arsenic administré, chez l'homme, *à titre de médicament.* Il sera facile de se convaincre, si l'on vérifie mon travail, que je n'ai eu d'au-

___

(1) Edit. Lyon, 1652.

tre but que de chercher la vérité à travers les siècles qui se sont écoulés depuis le vieillard de Cos.

Si dans le seizième siècle le restaurateur de la chirurgie française n'est pas descendu jusqu'à vérifier par lui-même l'action d'un caustique dont les résultats pouvaient en quelque sorte lui paraître douteux, Fallope, son disciple, a réparé cette sorte d'omission. C'est ainsi qu'après avoir indiqué le danger qui peut être la suite de l'arsenic donné inconsidérément, il reconnaît que ses propriétés vénéneuses peuvent être mitigées en le mélangeant avec des substances douces, et lui faire occuper ainsi un rang distingué dans la matière médicale. Il donne ensuite des compositions de caustiques dans lesquelles se trouvent l'orpiment, l'opium, le vitriol, dont il forme au besoin des poudres et des onguents.

L'idée qui dirigeait Fallope dans l'emploi de l'arsenic était très judicieuse, c'est celle qu'auraient dû avoir tous ceux qui en ont parlé, et auxquels l'inexpérience pouvait faire naître des doutes sur les connaissances acquises à ce sujet avant cette époque; mais, tel est l'esprit humain : rarement il reste

dans de justes bornes; et s'il ne persiste pas
dans son incertitude, il tombe dans l'excès
contraire et accorde naturellement trop de
confiance à tout ce qui lui paraît extraor-
dinaire; c'est ainsi qu'au rapport de Guillemeau [1], Rodericus à Castro a employé l'arsenic de manière à laisser présumer que sa
méthode a eu peu de partisans. Elle consistait à entamer la tumeur cancéreuse, si elle
n'était point ulcérée, pour y appliquer un
mélange de laitue sauvage et d'arsenic réduits en poudre : il plaçait par-dessus du pa-
pier brouillard ; l'escarre qui résultait de
cette application tombait le trentième jour.
Il est probable que l'emploi de la poudre
était renouvelé ; mais on ne peut pas s'assurer si les applications successives avaient
lieu jusqu'à ce que la tumeur eût été entièrement consumée.

Guillemeau [2] cite encore Valescus de Ta-
rente, praticien du quatorzième siècle, qui

---

(1) Je ne fais pas mention des écrits de Vesale sur
l'arsenic, parcequ'ils sont inférieurs à ceux de Fallope,
et qu'ils ne contiennent rien de bien positif.

(2) Guillemeau, page 477. Cancer aux mamelles.

employait l'orpiment délayé dans du suc de solanum[1], dont il imbibait la surface des ulcères qu'il voulait cautériser.

Les écrivains du dix-septième siècle sont partagés sur l'usage qu'on doit faire de l'arsenic. Fernel, après avoir reconnu la causticité de cette substance, rapporte une observation malheureuse de son application à l'extérieur mêlée avec du sublimé.

C'était pour détruire un cancer au sein que l'on s'était servi de ce mélange; la mort eut lieu le sixième jour[2] : d'où Fernel conclut qu'il faut bannir de la chirurgie ces médicaments et les remplacer par l'instrument tranchant et par le feu.

Van-Helmont tient le même langage; et, tout en admettant la vertu caustique de l'arsenic, il blâme son usage, quelle qu'en soit la préparation et la manière de l'administrer[3].

Si on s'en tenait à l'opinion de Fernel et de Van-Helmont, on devrait conclure que dans

---

(1) Probablement dans le suc du solanum nigrum.

(2) Fernel, Univ. Med. Trajecti ad Rhenum, 1656, primâ parte, p. 346. A.

(3) Van-Helmont, Ortus Medicinæ, editio quarta. Lugd. 1667, p. 288—52.

le dix-septième siècle l'emploi de l'arsenic a
toujours été funeste ; mais Fabrice de Hilden [1], Tulpius et Barbette en ont bien autre-
ment décidé, et ils ont prouvé par une lon-
gue pratique les bons effets qu'on pouvait
retirer des préparations arsenicales.

Quant à Pigrai [2], il usait pour les ulcères
cancéreux d'un traitement systématique qui
consistait à éloigner tous les topiques violents,
de sorte qu'on ne doit point être surpris qu'il
ne fasse aucune mention de l'arsenic.

Les vues curatives de Pigraï étaient au
reste dirigées d'après l'idée suivante : il rapportait le cancer, comme le faisaient les anciens, à l'humeur mélancolique, humeur
dont l'existence n'a jamais pu être démon-
trée par aucun anatomiste; et cette humeur
productrice du cancer étant, disait-il, fort
différente des autres humeurs, il voulait que

______

(1) Zacutus Lusitanus veut que dans la dyssenterie
l'on administre une préparation d'arsenic, qu'il attribue à Jean de Vigo, dans l'intention de dessécher les
ulcères qui existent dans les intestins, ce que Rondelet
blâme avec raison.

(2) Pigraï, Æpith. Præcep. med. chir. Parisiis, 1612,
page 434.

l'on se bornât à s'opposer à ses ravages par des moyens doux et bénins, et à éviter tout ce qui était trop actif. Revenons à Fabrice de Hilden, à Tulpius et à Barbette.

Versé dans une pratique immense, Fabrice de Hilden a eu le soin de nous transmettre tout ce qu'il a observé. Fécond dans le récit des cas pathologiques, son ouvrage [1] peut être regardé comme faisant une des principales époques de l'emploi de l'arsenic. Il reconnaît, aussi bien que nous aurions pu le faire aujourd'hui, que ce minéral est une substance dont l'action énergique doit être dirigée par un médecin prudent et expérimenté, et il en donne des preuves relatées par Boërrhaave, qui, peu partisan de cette substance, est loin de déduire de son action les mêmes conséquences que Fabrice de Hilden. Celui-ci rapporte qu'un Suisse, âgé de quarante ans, ayant une tumeur cancéreuse au carpe, s'adressa à un chirurgien de Genève qui usait, dans ces sortes de cas, d'une poudre arsenicale dont il avait retiré du succès contre les tumeurs cancéreuses, scrophuleuses,

____

[1] Fabrice de Hilden, Opera omnia. Francofurti ad Mœnum, 1646.

et d'autres d'une nature analogue. Chez cet
individu cette poudre occasionna divers accidents graves, tels que douleurs très vives,
inquiétudes, insomnie, fièvre ardente, dé-
goût pour les aliments, vomissements, délire,
syncopes fréquentes; et la mort eut lieu quelques jours après. Fabrice de Hilden attribue
cet accident à la trop grande quantité d'arsenic qui fut alors employée [1]. Il raconte
aussi qu'ayant enlevé un tubercule qu'avait
un barbier à l'extrémité du pouce droit, celui-ci persuadé que la racine n'était pas entièrement extirpée, y appliqua de l'arsenic [2].
Bientôt après il se déclara une grande douleur, suivie de fièvre, d'insomnie, d'inquiétudes, et de défaillances qui firent craindre
pour sa vie; mais le malade se rétablit en
peu de temps. Boerhaave qui ne manque pas
de s'autoriser de ce fait pour blâmer l'emploi
de ce minéral, ajoute : *Sicque in propriâ
pelle didicit, in alienâ cautiùs postea mer-
cari.* Cette dernière observation, qui est

(1) Liv. cit., page 608.
(2) Les propriétés caustiques de cette substance pa-
raissaient donc alors vulgairement connues.

dégagée de toute partialité, est bien capable de retenir dans une juste réserve ceux que la prévention pourrait encore entraîner dans quelque parti extrême.

Ce n'est pas seulement comme poudre que ce médicament était employé du temps de Fabrice de Hilden, puisqu'on trouve dans ses écrits une multitude de passages qui décèlent que ce caustique avait été mis en usage sous toutes les formes. Mais comme ceux qui s'en servaient, en faisaient probablement un mystère, on ne sera pas étonné que Fabrice de Hilden nous ait laissés dans l'incertitude sur la variété de ses modes d'application [1].

Tulpius se borne à conseiller une préparation qui diffère peu de celle d'Hippocrate [2].

Barbette qui paraît avoir recueilli les formules des topiques dont se servaient ses confrères contre le cancer, regarde d'abord comme avéré que le chancre ou cancer est dû à un acide austère, opinion qu'il aurait

---

(1) Liv. cit., pag. 608 et 1587.

(2) Nicolai Tulpii Observationes medicæ, editio nova. Amstelædami, apud Danielem Elzevirium, 1672.

eu de la peine à démontrer. Il ajoute que les individus qui sont attaqués de cette maladie sont mélancoliques et constipés[1], vérité de fait dont j'exposerai la cause la plus probable, dans un ouvrage sur le cancer.

Il parle ensuite des topiques appropriés aux ulcères cancéreux, qu'il avoue ne pas toujours produire les heureux résultats que leurs auteurs en faisaient espérer[2]; et il cite immédiatement après la Quintessence Arsenicale de P. J. Faber[3], qui était préparée de la manière suivante : on prenait parties égales d'arsenic et de salpêtre, et on les faisait distiller dans une forte cornue, après les avoir immergées dans l'alcool. Le résidu était pulvérisé et distillé encore quatre fois consécutives, puis calciné, lavé à l'eau distillée, et encore distillé jusqu'à ce que la combinaison fût exacte ; le liquide et le résidu étaient ensuite évaporés au bain-marie. Alors seulement cette préparation desséchée était conservée

---

(1) Pauli Barbetti, Opera omnia, ed. Mangeti, Genevæ, 1688, p. 89.

(2) Liv. cit., p. 223.

(3) Liv. cit., p. 224.

dans un flacon : on s'en servait en la mêlant avec un digestif ou du basilicum.

Une autre préparation, qui appartient à Vigerius[1], était composée de la manière suivante :

Sur une certaine quantité de poudre de serpentaire, on ajoutait :

℞ Suie, une pincée.
　Arsenic, un tiers de la dose totale.

On réduisait le tout en poudre; il résultait de son action une escarre dont la chute avait lieu le douzième jour.

Barbette termine son ouvrage en donnant la formule du caustique suivant, auquel il semblait attacher beaucoup d'importance.

℞ Soufre. . . . . . ⎱
　Arsenic blanc. . ⎰ de chaque, deux onces.
　Antimoine crud. ⎰

Le soufre étant fondu, on y versait l'antimoine et l'arsenic réduits en poudre, et l'on agitait le mélange jusqu'à ce qu'il eût acquis une couleur rouge. A une once de cette composition, on ajoutait une demi-once de caput mortuum de vitriol[2], et, après avoir pulvé-

---

(1) Liv. cit., p. 225.

(2) C'est le colcothar ou le safran de mars astringent (oxide rouge de fer.)

risé ces substances, on les lavait six fois à l'esprit-de-vin, et on les laissait sécher.

Une diversité d'opinions, comme celle que nous venons d'exposer, se fait remarquer dans le dix-huitième siècle. Junker, Boërrhaave, Triller, Lieutaud, Heister, Richter, Stoll blâment l'emploi de l'arsenic, sans précisément citer les motifs sur lesquels ils se fondent; Junker sur-tout base sa manière de voir sur une particularité qui mérite d'être signalée : il croit que le cancer est vivant, qu'il est composé de vers que l'arsenic tue sans doute, mais que l'on peut détruire par d'autres anthelmintiques[1].

On trouve une opinion moins prononcée dans Staahl, Hoffmann, Baillou, Wepfer, Verloff : ces auteurs restent dans l'incertitude sur la confiance qu'il faut accorder aux préparations d'arsenic appliquées à l'extérieur ou administrées à l'intérieur.

Hoffmann dit à ce sujet que l'orpiment donné à très haute dose à divers animaux ne produit aucun effet nuisible, et dans le même passage il lui reconnaît une vertu

______

[1] Junker, éd. in-4°. Halæ, 1731, p. 314.

très caustique [1] : cette contradiction n'est qu'apparente; elle s'explique naturellement en supposant que, dans le second cas, l'orpiment a été appliqué sur l'homme, et en réfléchissant sur la grande différence qui doit nécessairement exister entre la sensibilité des animaux et celle de l'espèce humaine.

On peut former encore une troisième série des auteurs du dix-huitième siècle qui ont parlé de l'arsenic, dans laquelle se trouvent les praticiens qui en ont fait un grand usage, et dont l'expérience, jointe à celle de leurs prédécesseurs, doit nous porter à croire que son emploi peut quelquefois être utile.

Les Anciens, selon Etmuller [2], l'employaient contre l'asthme.

Magatus [3] loue beaucoup l'arsenic comme caustique, et il est facile de s'apercevoir qu'il a observé tout ce qu'il raconte, et que, s'il a recours à l'autorité des anciens [4], ce n'est

---

(1) Hoffmann, in-folio. Genevæ, 1760, t. 1, p. 197.

(2) Mich. Etmulleri Op. omn. in 8°. Amstelodami, 1702, pag. 189.

(3) Cæs. Magatus, de rarâ medicatione vulnerum. 1733.

(4) Liv. cit., pag. 459 et 460.

que pour augmenter la valeur de la sienne.
Il recommande deux préparations : voici la
première.

$\not\!\!\!2$ Chalcanthe[1] } Plâtre. . . } de chaque. . . 20 parties.

Encens. . . . . 16 *idem.*

Aloës. . . } Mucilage. . } de chaque. . . 8 *idem.*

Arsenic. . . . . 4 *idem.*

le tout pulvérisé, on en saupoudrera les ulcères.

L'arsenic ne faisait point partie de la se-

---

(1) Quoique la plupart des naturalistes regardent le
chalcanthum des anciens comme du sulfate de cuivre,
je pense que c'était plus *ordinairement* du sulfate de
fer. Il serait trop long d'en développer les raisons.

On remarquera,

1° Que les cordonniers l'employaient pour teindre
le cuir en noir;

2° Qu'on le jetait au cirque, dans la gueule des
animaux, pour les empêcher de mordre, à cause de
son *astringence* ;

3° Que la manière de le préparer s'accorde mieux
avec ce qu'on sait sur la préparation de la couperose
ou vitriol vert, etc. Néanmoins il est possible qu'on
ait confondu ces deux sels sous la même dénomination.

(Note communiquée par M. Brongniart.)

conde préparation, dans laquelle il entrait des poils de lièvre, de la toile d'araignée et un blanc d'œuf; mais son peu d'efficacité lui avait fait préférer la première.

Magatus avait reconnu l'inconvénient des corps gras dont les chirurgiens de son temps se servaient pour hâter la chute de l'escarre, aussi en avait-il abandonné l'usage, se confiant uniquement dans le travail de la nature.

Geoffroy expose différentes préparations arsenicales sans en indiquer les auteurs, et entr'autres la dissolution de Faber qu'il attribue à Van-Helmont, et qu'Alliot, premier médecin du duc de Lorraine, avait employée avec succès [1].

Crantz répète à-peu-près ce que Geoffroy avait dit sur l'emploi de l'arsenic; il parle aussi de l'administration de l'eau arsenicale contre les fièvres intermittentes, à-la-fois blâmée et approuvée de son temps, c'est à cette époque que parut Rousselot, chirurgien pédicure du Dauphin.

Après plusieurs années de recherches sur

---

(1) Geoffroy, Traité de Mat. méd. Paris, 1757, t. 1, p. 331.

les moyens de guérir le cancer sans le secours
de l'amputation, Rousselot se forma un plan
de traitement, et persuadé de ses avantages,
il s'adressa à l'Académie de Chirurgie, pour
qu'elle vérifiât les succès qu'il en obtenait, et
que son influence pût servir à faire généralement adopter sa pratique. Son plan de cura-
tion se composait de moyens préparatoires,
tels que des boissons amères, des purgations,
etc.[1]; après en avoir fait usage pendant un
temps déterminé, Rousselot passait à des applications extérieures qu'il appelait des *con-
somptifs;* voici la formule de celui qu'il nous
importe de bien connaître.

« ♃ Deux onces de cinabre, autant de sang-
« dragon et deux gros d'arsenic[2], le tout
« mêlé ensemble; prenez-en une certaine
« quantité sur la pointe d'un couteau, dé-
« layez-la dans le creux de la main avec de la

---

(1) Voyez Tagaultius, p. 726. Thesaurus chirurgicus
continens præstantissimorum auctorum, etc. per Pe-
trum Uffenbach. Francofurti, 1610.

(2) Rousselot. Toilette des pieds, etc. et dissertation
abrégée sur le traitement et la guérison des cancers.
Paris, 1769.

« salive et non avec de l'eau, bordez ensuite
« la plaie avec un pinceau imbibé de cette
« composition, recouvrez le tout avec une
« simple toile d'araignée, et continuez autant
« que ce remède produit son effet pour dé-
« truire en partie le carcinôme.

« La raison pour laquelle on préfère la
« salive à tout autre dissolvant, c'est qu'elle
« est plus compacte, et que la pesanteur du
« cinabre et de l'arsenic ne laisserait à un
« dissolvant plus liquide que la teinture
« du sang-dragon. Ce remède m'a souvent
« réussi ; mais il m'est arrivé qu'après une
« application pendant cinq semaines et plus,
« le mal, au lieu de céder, paraissait s'opi-
« niâtrer : dans ce cas j'avais recours au re-
« mède suivant. » On peut en prendre connaissance dans l'ouvrage même de Rousselot,
qui se trouve dans toutes les bibliothèques ;
je me dispenserai d'indiquer les autres formules de caustiques dont cet auteur parle,
parcequ'elles sont entièrement étrangères à
mon objet.

J'ignore si le frère Côme, qui vivait vingt
ans après Rousselot, avait connaissance de
son ouvrage : cela paraît douteux, en lisant

ce que Baseilhac rapporte sur le caustique arsenical.

« J'exposerai en même temps ici, dit-il,
« la composition d'un caustique dont le frère
« Côme fit l'acquisition, d'un chirurgien,
« qui le lui vendit trois mille livres, pour la
« guérison des chancres de toutes les parties
« de la face.

 ♃ « Arsenic en poudre. . . . . , . . v grains.
  « Cinabre. . . . . xxv grains.
  « Poudre de semelle de souliers
  « brûlés. . . . . une pincée[1].

« On fait rougir un peu le cinabre en le tor-
« réfiant sur le feu dans une cuiller de fer ;
« ensuite ajoutez l'arsenic et une bonne pin-
« cée de poudre de semelle de souliers brûlés ;
« le tout mêlé ainsi sera mis dans une petite
« bouteille bien bouchée pour l'usage. On
« met une pincée de cette poudre sur un petit
« vase de terre, et avec un petit pinceau
« mouillé dans de l'eau on amalgame la pou-

---

(1) Cette formule diffère dans sa composition et la manière de la préparer, de celle qui a été donnée par le frère Bernard, aussi élève et successeur du frère Côme. Voyez l'ancien Journal de Médecine, t. LVII, p. 256.

« dre dans ce petit vase pour l'y réduire en
« pâte. Ce pinceau imbu de cette pâte, on
« touche légèrement toute la superficie du
« chancre et ses bords calleux. Cette appli-
« cation exactement finie, on couvre la plaie
« avec de la mousse qui se forme sur les ton-
« neaux, bien nettoyée de toutes ses ordures ;
« à son défaut, avec de la toile d'araignée,
« ou de la bourre d'agaric, préparée d'a-
« vance, qu'on y applique bien exactement
« avec le revers d'un cure-oreille ou d'une
« allumette trempée dans de l'eau pure pour
« les bien unir. On attend que cet appareil se
« détache de lui-même, pour voir si rien ne
« pullule sur la plaie qui tienne du fungus,
« ni sur ses bords, qu'on retoucherait avec la
« pâte une ou deux fois, si cela devient néces-
« saire. Les callosités et les chairs fongueuses
« détruites, la plaie guérit facilement, pansée
« avec de la charpie fine mise à sec et mainte-
« nue dessus avec une mouche ointe sur ses
« bords, avec de la colle acétimonée qui
« recouvrira, et contiendra la charpie en
« place. »

Vogel se borne à rappeler la méthode des
anciens sur l'usage du pompholix.

Selle se plaint « de ce que l'arsenic est exilé
« des pharmacies et abandonné aux char-
« latans qui vont de village en village. On ne
« peut pourtant pas nier, dit-il, qu'il n'ait
« été employé utilement. Son caractère cor-
« rosif peut faire présumer la véritable cause
« qui l'a fait si souvent vanter et réprouver.
« Je me rappelle cependant qu'il aide beau-
« coup la guérison du carcinôme. » Et comme
il paraît que Selle ne connaissait ni la pratique de Rousselot, ni celle du frère Côme, il
conseille d'employer à l'intérieur une liqueur
arsenicale analogue à celle de Van-Swieten.
J'ai vu, lorsque j'étais chirurgien militaire,
mettre en usage l'arseniate de soude contre le
cancer à l'utérus. Il était administré de la
même manière qu'on le prescrit, depuis des
siècles, dans les fièvres intermittentes. Alors
j'ai pu être convaincu de son innocuité, qui
d'ailleurs est généralement reconnue[1] ; mais il
ne survint aucune amélioration dans l'état de
la maladie que l'on cherchait à détruire.

---

(1) Voyez le Journal de Sedillot, du t. 22 au t. 41.
et l'ancien journal de Méd. de M. J. J. Le Roux des
Tillets, t. XLIII, p. 478; t. LX, p. 258, etc.

Vingt années se sont écoulées depuis la
mort du frère Côme, sans qu'aucun chirurgien du dix-neuvième siècle ait justifié par
son expérience les succès obtenus par Rousselot et le frère Côme, et ce n'a été que vers
l'époque de l'impression de l'ouvrage de Baseilhac [1] que Sabatier conseilla l'application
de ce caustique à un Praticien connu aujour-
d'hui par sa vaste expérience et son rare génie.

La formule qu'on attribue à Rousselot [2] fut
donc adoptée. Elle était communiquée aux
pharmaciens des divers quartiers de Paris
où demeuraient les malades sur lesquels cette
application devait être faite. C'est ainsi que
cette poudre a été promptement connue, et
que le mélange de M. Mitouard s'est fait distinguer.

Pendant long-temps cette préparation a
été la seule que j'aie vu employer, parceque
ses succès étaient constants, et je ne saurais
exprimer la surprise que j'ai éprouvée, lorsqu'on m'a dit que la pâte arsenicale avait de

____

(1) Traité sur la Lithotomie. Paris, 1804.
(2) Voyez le Codex de Parmentier et le Formulaire
de M. Cadet-Gassicourt, etc.

nos jours produit des effets funestes, que des réclamations jetaient l'alarme dans quelques esprits, et tendaient à proscrire l'usage d'un topique que je savais être si précieux à la chirurgie.

Qu'il me soit permis de demander l'opinion qu'on aurait de celui qui citerait des exemples d'empoisonnement survenus par l'usage de la liqueur de Van-Swieten...? Eh bien, l'efficacité de la pâte arsenicale n'est pas plus douteuse pour moi que celle de cette liqueur antisyphilitique, puisque, à la pratique entière de Rousselot et du frère Côme, je puis déja ajouter quinze années de fréquentes applications et de constants succès.

Les réclamations dont je parle présentaient au reste des circonstances qui devaient me surprendre; en voici la raison : je savais en premier lieu, que le caustique arsenical avait été employé, non délayé dans un liquide comme Rousselot et le frère Côme le recommandent, mais sous forme de poudre, et qu'il était survenu des érésypèles considérables, des accidents alarmants analogues à ceux du barbier dont parle Fabrice de Hilden; mais j'ai déja dit que je ne pouvais tenir aucun compte de l'usage de l'arsenic employé sans discernement.

Je voyais en second lieu que l'application de la pâte arsenicale avait été faite dans l'événement malheureux qui a donné lieu aux réclamations de nos jours, avec les mêmes précautions recommandées par Rousselot et le frère Côme, et je ne pense pas qu'on puisse jamais mettre en doute les succès de ces deux praticiens.

Enfin, je ferai observer que j'ai vu abandonner le caustique arsenical, composé comme il est indiqué dans tous les formulaires, soit parceque la vertu caustique s'y trouvait trop peu prononcée, soit enfin parceque, lors de son emploi, le mélange, devenant trop coulant par l'humidité seule de la plaie, en rendait impossible l'application exacte. Que l'on juge à présent de mon étonnement, lorsque j'eus connaissance des prétendus dangers survenus par l'emploi d'un caustique, que je savais n'avoir presque aucune action ! Ce contraste m'aurait toujours surpris, et je n'aurais jamais pu l'accorder ni avec ma raison, ni avec l'expérience que j'avais acquise, si de nouvelles recherches ne m'en eussent point indiqué la véritable cause.

Telles sont les notes historiques que j'ai recueillies sur l'emploi de l'arsenic comme médicament dans la pathologie humaine.

Passons à la seconde partie de cet écrit, et exposons l'histoire naturelle de chaque substance qui entre dans la composition du caustique arsenical, leur usage en médecine et les diverses doses auxquelles l'arsenic peut être employé comme escarrotique, ce qui me conduira naturellement à donner la formule de la pâte arsenicale. Je ferai connaître ensuite son mode actuel d'application, en le comparant à celui des anciens ; j'examinerai enfin les cas où ce caustique peut être utilement employé, les symptômes qù'il produit et les succès que l'on doit en espérer.

FIN DE LA PREMIÈRE PARTIE.

SECONDE PARTIE.

NOTES SUR L'HISTOIRE NATURELLE DU SANG-DRAGON, DU CINABRE, DE L'ARSENIC BLANC, ET SUR LEUR USAGE EN MÉDECINE.

Sang-dragon.

ON donne ce nom à une substance résineuse qui est récoltée dans l'Inde, et dont la couleur ressemble en quelque sorte à du sang caillé ; elle ne nous parvient jamais dans son état de pureté, c'est-à-dire telle qu'on la voit couler en larmes de l'arbre qui la fournit. Elle nous est livrée dans le commerce sous plusieurs formes, ce qui nous oblige d'en distinguer plusieurs espèces dont nous allons parler.

L'étymologie du mot sang-dragon est fort obscure ; dans le premier siècle, on croyait que cette substance était le sang coagulé de l'animal appelé dragon ; mais il paraît aussi que cette opinion n'était adoptée que par le peuple, puisque Dioscoride ne semble la rapporter que pour en faire la critique.

Selon Monard, la substance dont nous parlons découle d'un arbre qui produit un fruit imitant par sa forme celle du dragon. C'est à cette particularité jointe avec la couleur rouge foncée de cette substance que l'on attribue l'origine de cette dénomination ; ce qui est encore confirmé par Commelin.

On serait d'accord sur l'origine du sang-dragon, si tous les auteurs avaient reconnu qu'il est le produit de plusieurs végétaux ; mais il est des naturalistes qui, jugeant quelquefois sur le rapport d'autrui, s'en sont sans doute tenus aux voyageurs dont ils avaient consulté les ouvrages ; de là une foule d'opinions diverses.

Linné dit que cette résine est retirée du *dracœna draco*, et du *Pterocarpus draco*. M. Alibert, s'autorisant du témoignage de M. Zea, assure qu'il est principalement fourni par le *Pterocarpus draco* de Linné, sans nier toutefois que le *dracœna draco* n'en donne aussi, mais en moindre

quantité ; ce qui paraît être le sentiment général des auteurs modernes qui ont écrit sur
la matière médicale.

Cependant Geoffroy [1] rapporte qu'on en
retire de quatre espèces d'arbres [2] ; « la
« première s'appelle *draco arbor*. Clus. hist.
« I. C. B. P. 5o5. *Palma prunifera, foliis*
« *Yuccæ, è qua sanguis draconis, offic.*
« *Commel. H. Amstel.* C'est un grand ar-
« bre qui ressemble de loin au pin, etc.; son
« tronc qui est raboteux se fend en plusieurs
« endroits, et répand dans le temps de la
« canicule une liqueur qui se condense en
« une larme rouge, molle d'abord, ensuite
« sèche et friable ; et c'est le vrai et naturel
« sang-dragon des boutiques. Cet arbre croît
« dans les îles Canaries, et sur-tout dans celle
« du Port-Saint, près de Madère [3]. »

On lit dans un autre endroit : « Les Orien-
« taux, les Malayes, et les peuples de l'île de
« Java, tirent le suc résineux du fruit de cet
« arbre de la manière suivante, comme le

---

(1) Geoffroy, Mat. méd., tome IV.
(2) Valmont-Bomare pense de même.
(3) Tome IV, pag. 85.

« rapporte Kæmpfer *amœn. exot.* On place
« les fruits sur une claie posée sur un
« grand vaisseau de terre, lequel est rempli
« d'eau jusqu'à moitié. On place sur le feu
« ce vaisseau, légèrement couvert, afin que
« la vapeur de l'eau bouillante amollisse le
« fruit, et le rende flasque. Par ce moyen, la
« matière sanguine, qui ne paraissait pas
« dans ce fruit coupé, en sort par cette va-
« peur chaude, et se répand sur la superficie
« des fruits. On l'enlève avec de petits bâ-
« tons, et on la renferme dans des follicules
« faites de feuilles de roseau pliées, qu'on
« lie ensuite avec du fil, et que l'on expose
« à l'air jusqu'à ce qu'elle soit desséchée.

« D'autres tirent ce suc résineux par la
« simple décoction du fruit. Ils le font bouil-
« lir jusqu'à ce que l'eau en ait tiré tout le
« suc rouge; ils jettent ensuite le fruit, et ils
« font bouillir et évaporer cette eau jusqu'à
« ce qu'il ne reste plus qu'un suc épais, qu'ils
« renferment pareillement dans des folli-
« cules. [1] »

---

(1) Livre cité, pag. 90 et 91.

Enfin M. Virey pense que le sang-dragon le plus commun s'obtient par la macération des fruits.

Il n'existe plus aujourd'hui dans les pharmacies que deux espèces de sang-dragon , le sang-dragon en roseau et le sang-dragon en masse.

Le premier passe pour être le plus pur, et en effet il l'est assez souvent. On le trouve dans les droguiers sous forme de petites masses ovoïdes , de couleur pourpre noirâtre, qui devient d'un rouge plus ou moins éclatant, à mesure qu'on le réduit en poudre. Chacune de ces boules de sang-dragon est enveloppée de feuilles analogues à celle du roseau ; elles sont aussi séparées les unes des autres par un nœud de fil, ce qui semble donner à l'enveloppe la forme d'un chapelet.

Mais ordinairement le sang-dragon en roseau est lui-même falsifié, et il circule alors dans le commerce sous la forme de boules, qui rappellent par leur volume celles de résine qu'on prépare pour l'usage des cordonniers.

La seconde espèce de sang-dragon est

celle qu'on appelle sang-dragon en masse.
Elle résulte d'un mélange de diverses substances, auxquelles on donne une couleur
rougeâtre. [1]

Les propriétés physiques du sang-dragon
sont par conséquent susceptibles de varier,
selon le degré de sophistication qu'il a subi :
mais toujours sera-t-il vrai de dire que c'est
une résine plus ou moins inflammable, selon
sa pureté, d'un rouge puce très foncé, ou
d'un rouge marbré, très friable, acquérant
une nuance assez vive, lorsqu'elle est réduite
en poudre, enfin, comme toutes les autres,
n'étant soluble que dans l'alcool.

Dans tous les temps, on l'a regardé comme
un astringent, soit qu'on l'ait administré à
l'intérieur ou qu'on l'ait appliqué à l'extérieur. D'après ce que nous venons de dire,
sa vertu doit être très douteuse; et, si, en se
fondant sur des opinions systématiques, Cul-
len voulait qu'il fût rayé de la liste des médicaments, je pourrais aussi émettre la même

---

(1) Lisez l'ouvrage de Fabre, intitulé : De la Sophistication des substances médicamenteuses et des
Moyens de la reconnaître. Paris, 1812.

opinion en m'appuyant au contraire sur les innombrables sophistications qu'il éprouve; et, sans entièrement révoquer en doute sa vertu astringente, lorsqu'on l'a employé dans toute sa pureté, je puis dire qu'il n'a aucune espèce d'action, quand on en saupoudre une plaie, ni aucune saveur, lors même qu'on le mâche.

Cinabre.

Le cinabre en masse ressemble très bien à de petites aiguilles plates d'un brillant métallique, et dont la cassure ferait croire qu'elles sont unies longitudinalement entre elles par une substance d'un rouge cramoisi; il est très friable, et sa cassure brille d'un reflet violet. Il provient de la combinaison du soufre avec le mercure, et c'est de cette composition que résulte la dénomination de sulfure de mercure, qui a été donnée à cette substance par les chimistes modernes.

Je sortirais inutilement de mon sujet, si je disais quelques mots sur l'histoire du soufre et du mercure, puisque ce dernier s'obtient toujours par la décomposition du cinabre que l'on trouve tout formé dans la nature.

Je dois également passer sous silence les autres préparations mercurielles, qui ne peuvent être nullement confondues avec le cinabre, dans quelque état qu'on les suppose exister, tels que le mercure doux, le sublimé corrosif, le turbith minéral, le précipité rouge. Occupons-nous seulement du cinabre, et, pour plus grande exactitude, dans la manière de le composer, renvoyons à l'ouvrage de M. Thenard. [1]

En médecine, le cinabre n'est mis en usage que réduit en poudre dans un mortier, et passé au tamis. Ainsi pulvérisé, il est loin de l'être entièrement, et l'on y voit encore briller une très grande quantité de parcelles de la substance que nous avons comparée à des lames métalliques, ce qui est l'indice qu'il est susceptible d'une pulvérisation plus exacte. C'est là le but auquel on parvient en Hollande en le réduisant en poudre dans un moulin placé dans une cuve remplie d'eau, afin que la partie la plus subtile de la

______

(1) Traité de Chimie élémentaire théorique et pratique, par L. J. Thenard, tome I, page 386.

pulvérisation, venant à surnager, puisse être
entraînée dans le mouvement qui est impri-
mé à l'eau par la rotation de la meule, et re-
çue dans le tuyau de décharge, qui la dégorge
dans un vase. Cette eau est ensuite dé-
cantée, et laisse en dépôt une substance
impalpable d'un rouge très vif, connue dans
le commerce sous le nom de vermillon de
Hollande.

Le sulfure de mercure est aujourd'hui très
peu usité en médecine, quoique les anciens en aient fait un grand usage comme
anti-spasmodique. Chacun sait qu'il était très
vanté par Sthaal et Ehrmann, le premier,
dans sa poudre tempérante; le second, dans
sa poudre anti-spasmodique, renouvelée de
nos jours par MM. Énaux et Chaussier. [1]

Je n'ai jamais prescrit le cinabre à l'intérieur; j'ai connu cependant un médecin très
érudit qui semblait le conseiller avec beaucoup de confiance, ce qui était sans doute

______

(1) Méthode de traiter les morsures d'animaux enragés et celles de la vipère; suivie d'un Traité sur la
pustule maligne, p. 160.

le résultat de ses lectures bien plus que
des succès qu'il en avoit obtenus. Le cinabre, dans l'état de pulvérisation où il se
trouve dans toutes les pharmacies, ne produit aucun effet sensible, lorsqu'on l'applique sur une plaie ; il n'est pas plus actif,
lorsqu'il est réduit en poudre impalpable,
c'est-à-dire, porphyrisé à l'eau. Enfin le vermillon, réduit en pâte, ne donne lieu à aucune espèce de changement lorsqu'on l'applique sur une ulcération quelconque. Remarquons seulement ici que, broyé dans la
salive au moyen d'une spatule, il forme une
masse très gluante, difficile à étendre sur une
plaie, et qui se dessèche enfin avec beaucoup de promptitude.

Arsenic.

On le tire ordinairement des mines de co-
balt - arsenical ; on le retire aussi du nickel-
arsenical et de quelques mines de fer-arseni-
cal ou mispickel ; je ne puis m'étendre sur
les moyens de son extraction, de crainte d'ê-
tre prolixe. Peut-être ne l'ai -je été que trop
pour le sujet que je traite.

On reconnaît dans le commerce quatre espèces d'arsenic : la première est le réalgar
ou arsenic rouge, qui est formé de trois parties d'arsenic et d'une de soufre [1]; il a une
singulière ressemblance avec la sanguine des
peintres.

La seconde est l'orpiment, orpin, ou arsenic jaune; il est composé de quatre parties
d'arsenic et de trois de soufre [2]. C'est probablement celui dont les anciens se sont servis
jusqu'à Avicenne.

La troisième est l'arsenic métallique co-
balt-testacé, mort aux mouches.

La quatrième enfin est l'arsenic blanc,
acide arsenieux, ou oxide blanc d'arsenic :
c'est de cette dernière espèce qu'il doit être
ici question.

L'arsenic blanc a l'aspect d'une masse blanche aplatie, lisse d'un côté, raboteuse de

______

(1) Virey, Traité de Pharm. Prat., t. II, p. 384.

(2) Liv. cit.—M. Thenard dit (t. I, p. 380) que l'orpiment est formé d'environ 57 parties d'arsenic et de
43 de soufre. En parlant du realgar il ne dit point les
proportions d'arsenic et de soufre qui entrent dans sa
composition.

l'autre, très pesante, présentant ordinairement dans sa cassure une lame d'une matière vitreuse qui occupe environ le tiers de son épaisseur; il produit une impression de sécheresse à la gorge, quand on le réduit en poudre; ce qui oblige de le pulvériser à mortier clos. Pulvérisé, sa couleur seulement ressemble à du sucre en poudre; quant au poids, il a celui du sulfate de baryte que l'on vend quelquefois pour de l'arsenic. Jeté sur des charbons ardents, il répand une vapeur blanche, et exhale une odeur analogue à celle de l'ail ou du phosphore; enfin il ne se dissout que dans vingt-une parties d'eau.

Examinons maintenant les doses auxquelles l'arsenic peut être employé comme escarrotique. Il a été assez question de son usage en médecine dans la première partie de cet écrit.

Sabatier me paraît être le seul auteur[1] qui ait fait remarquer les proportions générales des substances qui entrent dans la composition du caustique dont nous parlons : « La proportion d'arsenic, dit ce chirurgien « célèbre, est différente suivant l'effet qu'on

___

(1) Médecine opératoire, tome I, page 171.

« se propose d'obtenir ; elle ne doit pas
« être plus forte d'un sixième, ni plus fai-
« ble d'un douzième. » Si nous examinons
la formule de Rousselot et celle du frère
Côme, nous verrons qu'il entre un seizième
d'arsenic dans le caustique de Rousselot, et
une dose beaucoup plus forte dans celui du
frère Côme. Si l'on compare ensuite ces formules avec celle qui est usitée de nos jours [1],
on pourra se convaincre que l'arsenic n'en
fait maintenant que la vingt-quatrième partie. Il est donc évident que, de tous les temps,
le siècle où nous vivons est celui où l'arsenic
a été appliqué avec le plus de circonspec-
tion, et cela devait être, d'après le mode actuel d'application comparé à celui des anciens.

Celse recommande en effet de saupoudrer d'abord les ulcères avec le caustique
arsenical, et dans le cas où l'action de ce
corrosif serait insuffisante, d'avoir recours à
l'instrument tranchant ; de couper dans la

---

(1) Cinabre. . . . . . . deux onces.
Sang-dragon. . . une once.
Arsenic. . . . . . . un gros.

partie saine, et de cautériser ensuite la plaie pour s'opposer au retour ultérieur de la maladie. La pratique de Celse a été long-temps mise en usage, et il est difficile, en parcourant différents siècles, de saisir l'époque à laquelle on s'en est écarté ; mais cela devient manifeste dans Rodericus à Castro, et en lisant ce que frère Côme et Rousselot ont écrit sur ce sujet.

Il existe donc deux manières essentielles de se servir du caustique arsenical, et chacune exige des changements dans sa composition. Il doit être évidemment plus actif lorsqu'on s'en sert pour détruire des callosités anciennes qui couvrent la surface d'un ulcère, que dans le cas où l'ulcération aurait été auparavant réduite avec le bistouri à l'état de plaie simple avec perte de substance. Ce n'est qu'après avoir usé de cette précaution qu'il est mis aujourd'hui en usage.

C'est ici l'occasion de parler du degré d'utilité, et de l'action probable de chacune des substances qui entrent dans la composition de la pâte arsenicale.

Le sang-dragon peut être considéré comme l'excipient de la formule. Le vermillon ne sert qu'à donner du liant au caustique, et à le faire adhérer à la surface de la plaie; l'arsenic est donc la seule substance qui agisse comme caustique, et son action doit être en raison de sa dose et de son degré de solubilité.

Je serais donc porté à penser que, dès son application, l'arsenic se dissout par l'humidité qui s'exhale de la plaie, et ne se maintient en place que par le moyen du gluten fourni par le vermillon. L'on verra bientôt que la pâte après s'être desséchée au moment de son application redevient humide, et n'acquiert une nouvelle consistance que lorsqu'elle a cessé d'agir, c'est-à-dire, lorsque l'arsenic a été entièrement dissous.

C'est enfin au degré de gluten fourni par le cinabre, plus ou moins pulvérisé, que l'on peut rapporter avec quelque vraisemblance les variétés des modes d'action de la pâte arsenicale, et ce qui semble mettre la chose hors de doute, c'est qu'au lieu d'em-

ployer le cinabre, comme tous les auteurs
le conseillent, je n'ai pu obtenir un succès
constant qu'en y substituant une pareille
dose de vermillon de Hollande. J'ai remar-
qué aussi que la formule qui est répandue
parmi les élèves [1] n'a aucune action tant
qu'elle contient du cinabre, mais qu'elle acquiert une activité très marquée dès qu'on
remplace cette substance par une dose égale
de vermillon de Hollande. Ce caustique pré-
paré de cette manière occasione peu de douleur, et cependant son action pénètre quelquefois à une profondeur aussi grande que
lorsqu'il excite les souffrances les plus vives. Si
l'on augmente la dose de l'arsenic de la même
formule, sans augmenter aussi celle du vermillon, son action reste la même. Enfin,
j'ai acquis la conviction que l'on peut, jusqu'à un certain point, suivre par degrés l'ac-
croissement de l'action de la préparation
arsenicale, indiquée ici [1], à mesure que l'on

---

(1) Sang-dragon. . . . . une once.
Cinabre. . . . . demi-once.
Arsenic. . . . . demi-gros.

4

augmente la dose de vermillon [1], de manière à fournir au caustique assez de gluten
pour que l'arsenic puisse se dissoudre en to-
talité. Voici le mélange qui réunit le mieux
toutes ces conditions :

$2\!\!\!\!\diagup$ Arsenic. . . . . demi-gros.
Vermillon de Hollande. . . . . . une once.
Sang-dragon. . . . . demi-once.

Ces substances doivent être réduites en
poudre impalpable et mélangées avec beaucoup de soin.

Passons aux indications de ce caustique,
à sa dernière préparation et à la manière
ACTUELLE de l'appliquer.

Les inconvénients qui peuvent résulter en
remplaçant l'usage du bistouri par des escaro-
tiques, sont aujourd'hui très bien appréciés,
et les substances corrosives ne sont plus em-
ployées qu'après avoir extirpé les pullula-

---

(1) Une demi-once de vermillon semble suffire au
premier abord pour donner à la poudre assez de gluten ; mais l'expérience m'a prouvé que cette quantité
n'était point suffisante.

tions de mauvaise nature qui ne sont point susceptibles de se cicatriser, et avoir réduit le plus possible l'ulcération, par l'instrument tranchant, à l'état de plaie simple, avec perte de substance.

Telle est la condition essentielle à observer dans l'usage de la pâte arsenicale. Son action doit être dirigée, non pour consumer des parties molles malades, que le bistouri seul doit emporter; mais dans l'intention de changer par ses effets le mode de vie du lieu[1], que l'on peut supposer, après une opération, être encore assez vicieux pour favoriser les répullulations ultérieures de la maladie extirpée.

Ce serait donc une grande erreur de croire

---

[1] On atteint à un but analogue dans le cas de morsures d'animaux enragés, lorsqu'après avoir extirpé toute l'étendue de la morsure de l'animal et de la contusion qui peut l'environner, on cautérise sur-le-champ la plaie saignante avec un pinceau de charpie imbibé de beurre d'antimoine, qui est alors le caustique approprié. Cela sera exposé en détail dans un ouvrage intitulé : *Coup-d'œil sur quelques points de pathologie chirurgicale.*

que la pâte arsenicale a le pouvoir de guérir les affections cancéreuses. Le cancer
n'est jamais borné à la partie où il se manifeste; c'est dans le système nerveux, dans
la masse cérébrale qu'il a son siége, et
l'excision préliminaire ne doit être pratiquée dans les ulcérations, dont l'aspect ressemble beaucoup à celui des maladies dont
nous parlons, et qu'on nomme pour cela
ulcères chancreux que, 1° lorsque le lieu
ulcéré est la seule portion de l'individu visi-
blement altérée; et que les parties voisines
ne présentent aucune trace de propagation
de la maladie existante; 2° dans les cas
où la maladie supposée cancéreuse se dé-
clare avec des circonstances heureuses analogues à celles dont nous venons de parler,
et que l'on peut espérer qu'à l'aide d'une
opération, et secondairement de l'application de la pâte arsenicale, on enlevera le
foyer apparent de la douleur, et que l'on
parviendra ainsi à interrompre pendant
quelques années les suites si bien connues
de la maladie qui est présumée exister.

Si l'on ne restreint point l'application de

ce caustique aux circonstances que je viens d'indiquer, on doit s'attendre à voir la cicatrice faire des progrès très rapides dans le lieu qui a reçu l'impression de l'escarotique, tandis que tout le reste de la constitution de l'individu présente des phénomènes d'une nature bien différente.

L'idée de n'employer ce caustique que pour détruire la mauvaise disposition locale et les bons effets que l'on en a obtenus, ont étendu son usage à une infinité de nouvelles circonstances qu'il serait trop long de détailler [1], et dans lesquelles on se pro-

---

(1) Comme dans certains cas de taches de naissance qui défigurent l'individu; de croûtes appelées *dartreuses*, et qui doivent être rapportées à une origine bien différente; de tumeurs qui se placent chez les femmes vers le tiers inférieur du sternum, et qui semblent résulter d'un froncement de la peau; d'une exubérance des parties molles du nez qui lui fait acquérir un très gros volume, sans altérer la forme des narines. Après avoir réduit le nez à ses dimensions naturelles avec le bistouri, l'application de la pâte arsenicale trouve sa place. Enfin, lorsque je publierai les *notes pratiques* que j'ai recueillies *sur les ulcères*, j'insisterai sur les cas où ce caustique peut être utilement employé.

pose toujours de remplir la même indication.

Lorsque la surface d'une plaie qui résulte d'une opération ne laisse apercevoir aucune trace de maladie qui puisse s'opposer à la cicatrice, l'application du caustique arsenical ne demande aucune opération préliminaire. Mais toutes les fois qu'après avoir extirpé des tumeurs de nature suspecte, la formation de la cicatrice est accompagnée de végétations maladives, et dans tous les cas indistinctement où l'on a l'intention de changer la mauvaise disposition locale, il convient, avant d'appliquer la préparation d'arsenic, de couper au niveau des parties saines, ou d'ÉBARBER [1] le lieu sur lequel l'application du caustique doit être faite, ou bien, je me plais à le répéter, IL FAUT EMPORTER LA MALADIE EN ENTIER [2] ; couvrir

___

(1) Il ne convient d'ébarber que dans le cas où les végétations maladives, la désorganisation ulcéreuse, n'attaquent que la peau.

(2) Lorsqu'on fait l'ablation d'une partie viciée, il faut emporter avec le plus grand soin toute l'étendue

ensuite le lieu opéré avec un morceau d'agaric *amadou* que l'on maintient par un bandage convenable. Si le lieu où l'opération a été pratiquée a peu d'étendue, on parvient sans peine à fixer l'agaric au moyen d'un emplâtre de taffetas gommé qui se colle d'une manière très exacte, si, immédiatement après l'avoir appliqué, on le presse en même temps de toutes parts, au moyen d'une éponge un peu imbibée d'eau.

L'instant où la pâte arsenicale doit être appliquée est dans la première période des plaies celui qui précède le développement des symptômes inflammatoires, c'est-à-dire le troisième jour de l'opération, ou bien dans la seconde période des plaies, lorsqu'il n'existe plus d'irritation, et que la plaie et la secrétion de pus qui s'y opère ressemblent, sous plusieurs rapports, à la surface et à l'écoulement des membranes muqueuses.

---

de la maladie; c'est une erreur de supposer que la suppuration entraînera ce qui pourra rester de maladif, et qu'une trop grande précipitation de l'opérateur empêche quelquefois de reconnaître et d'enlever : *Tout ce qui est bien fait est assez tôt fait.*

L'application de la pâte caustique demande que la plaie soit *humide* dans toute son étendue, et dégagée de toute espèce de corps étrangers, comme du sang caillé, etc. On différera cette application jusqu'à ce que ces conditions soient remplies, et l'on usera en attendant d'un pansement composé de substances émollientes.

Enfin, lorsque rien ne s'oppose plus à l'emploi de la pâte arsenicale, on fait alors subir la dernière préparation à la poudre caustique : on en verse sur le revers d'une assiette une certaine quantité, que l'on pétrit au moyen de la salive et d'une spatule, jusqu'à ce que le tout ait acquis la consistance de la pâte de froment.

Cette pâte est très liée en elle-même; mais, lorsqu'elle est bien préparée, elle n'adhère ni à la spatule, ni au vase sur lequel on l'a pétrie. Cette dernière qualité, réunie à la consistance déja indiquée, constitue les deux propriétés physiques et essentielles de la pâte arsenicale [1], SEUL MODE SOUS LEQUEL

____

(1) Cette pâte ne perd aucune de ses qualités par les

L'APPLICATION DOIT EN ÊTRE FAITE, POUR QUE LE SUCCÈS EN SOIT ASSURÉ.

Au moment d'en faire l'application, on lève l'appareil qui doit alors se détacher naturellement [1], et après avoir essuyé la sérosité qui enduisait les bords et la surface de la plaie, au moyen d'un linge fin que l'on applique à plat sur la partie malade, en le tenant tendu avec les deux

fréquentes humectations qu'on peut lui faire subir, lorsqu'après l'avoir humectée pour s'en servir et qu'elle s'est desséchée, on la pétrit de nouveau.

(1) J'ai passé sous silence les raisons qui devaient faire préférer l'agaric *amadou* à toute autre substance pour couvrir la plaie. Je devrais m'abstenir de dire ici que l'appareil doit toujours se détacher de lui-même par la sérosité qui s'amasse entre la plaie et l'agaric, qu'il faut attendre pour lever l'appareil que la sérosité soit assez abondante pour que l'agaric se détache facilement, sans douleur, sans exciter la sortie du sang et sur-tout sans avoir besoin d'être humecté par de l'eau tiède. Pour justifier chacun de ces objets, il faudrait remonter à des principes dont l'exposition serait plus étendue que l'écrit que je publie. J'engage le lecteur à prendre à la lettre ce que je dis ici, et je le renvoie, pour plus ample explication, à l'ouvrage que j'ai annoncé sur la pathologie chirurgicale.

mains, on couvre toute la surface de la plaie d'une couche de cette pâte, de manière qu'elle s'engrène avec elle; ce qui est très facile à obtenir par l'humidité qui s'en exhale continuellement, et qui, en s'unissant au caustique, le fait adhérer à la surface ulcérée.

Cette couche de caustique doit s'étendre sur la peau, de quelques lignes au-delà de la circonférence de la plaie.

A mesure que l'on tâche, par une sorte de pétrissement très léger, de faire adhérer le caustique à la surface de la plaie; la pâte arsenicale s'humecte d'abord un peu; mais bientôt après, si elle est bien préparée, elle tend à se dessécher.

Lorsque le mélange n'est pas exact, au lieu de se dessécher, le caustique devient coulant, et son action est nulle; inconvénient qui peut résulter encore de l'excès d'humidité du lieu sur lequel on en fait l'application, lorsqu'on n'a pas pris assez de précaution pour s'en rendre auparavant le maître [1].

____

(1) Il résulte de là que si la pâte arsenicale est mal

L'excès d'humidité qui se secréte continuellement de certaines parties serait donc
un obstacle à l'application de la pâte arsenicale, si l'on ne prévenait cet inconvénient par
des moyens mécaniques. C'est ainsi que,
lorsque l'application doit en être faite aux
paupières, on forme une barrière aux larmes par une plaque de plomb très mince
placée entre les paupières et le globe de
l'œil. Cette plaque a de plus l'avantage de
garantir les parties voisines de l'action du
caustique; aussi ne doit-on l'ôter que lorsqu'il cesse d'exercer son effet corrosif.

Ce moyen mécanique, qui est principalement employé pour former un obstacle à
l'humidité, trouve aussi son utilité, lorsqu'on
applique la pâte arsenicale sur les lèvres.
C'est encore pour remplir un but analogue
que l'on place un bout de sonde dans le ca-

---

préparée; les vaisseaux absorbants l'expulsent au lieu de
l'absorber; et que si la préparation est exacte et l'humidité du lieu trop grande, elle est encore dissoute et
chassée au-dehors. Que penser alors de sa prétendue
absorption?

nal de l'urètre, ou des tuyaux de plomb dans les narines, lorsque c'est sur le gland ou sur le nez que l'on doit agir.

L'expérience ayant appris que la profondeur à laquelle ce caustique agit est en raison directe de *l'épaisseur* de la couche appliquée [1], on peut à volonté graduer l'étendue de ses effets, par l'application d'une couche plus épaisse sur les endroits qu'on soupçonne être le plus disposés à redevenir malades.

Toutes les fois que le lieu couvert de pâte arsenicale n'aura pas beaucoup d'étendue, on placera sur le caustique une couche épaisse de toile d'araignée, que l'on humectera ensuite avec de la salive, de manière à l'unir à l'escarotique, pour que le tout ne forme qu'une masse que l'on régularise pour lui

---

(1) Immédiatement après l'application du caustique il survient un gonflement plus ou moins marqué qui, étant promptement frappé de mort par la couche médicamenteuse, reste permanent, ce qui ne doit pas être confondu avec la profondeur à laquelle l'action du caustique peut pénétrer.

donner l'aspect d'une mouche de taffetas gommé. Mais si le lieu avait beaucoup d'é- tendue, on pourrait, à défaut de toile d'a- raignée, appliquer un linge très fin, ou un plumasseau de charpie, ou bien de la char- pie râpée, etc., qui s'unit au caustique sans avoir besoin d'être humecté par un li- quide mucilagineux. En général, plus le lieu sur lequel on a fait l'application du caustique a d'étendue, plus on sent la né- cessité de le maintenir par un bandage con- venable. Peu d'instants après, l'ensemble de cette application forme un bloc noirâtre qui se desséche promptement, sur-tout si le malade s'expose à l'ardeur du soleil ou à celle d'un réchaud.

La douleur que produit la pâte arseni- cale se développe quelquefois dès l'instant même de son application; elle est souvent as- sez vive pour priver le malade du repos et du sommeil; on doit cependant s'attendre à la voir se modifier dans chaque individu, et l'on se tromperait souvent, si l'on voulait en calculer l'intensité d'après des indices de constitution, même parmi les plus probables.

Peu de temps après qu'elle est appliquée,
il survient ordinairement un gonflement,
quelquefois assez peu marqué pour faire
craindre que le caustique n'ait produit aucune action, mais qui peut aussi être très
intense, s'étendre fort loin, changer de
place, etc.; cet état donnerait sans doute des
inquiétudes, si l'expérience n'avait prouvé
que, bien loin d'avoir jamais aucune suite fâ-
cheuse, plus ce gonflement est intense et la
douleur vive, plus l'on doit s'attendre à d'heureux résultats.

Ce gonflement est tantôt œdémateux, tantôt érysipélateux; mais, quelle que soit l'é-
tendue qu'il occupe et l'aspect qu'il présente,
on doit se persuader qu'il est occasioné par
l'action du caustique, et ce serait commet-
tre une erreur de vouloir le calmer par
des moyens quelconques. On doit se con-
tenter de couvrir le lieu avec du linge, si on
le juge convenable, et attendre sans crainte
l'époque à laquelle le caustique aura cessé
d'agir. Dès cet instant, le gonflement tendra à
se dissiper d'une manière très prompte.

L'absence de la douleur après l'application de ce caustique ne doit pas toujours faire désespérer de son action, et ce n'est pas la seule circonstance où un médicament exerce son effet corrosif sans que le malade s'en aperçoive; c'est ainsi que les difficultés que j'ai rencontrées dans les recherches que j'ai faites pour rendre facile la préparation de la pâte arsenicale, à une époque à laquelle je n'avais pas encore découvert que le degré de pulvérisation du cinabre était la seule cause de ses différentes manières d'agir, j'avais conçu le projet de m'assurer si je ne parviendrais pas aux mêmes résultats, en substituant au sang-dragon une pareille dose de soufre si vanté par Hippocrate, et de m'appuyer aussi de son autorité pour remplacer le cinabre par la préparation de plomb [1] qui est aujourd'hui reconnue pour être la plus caustique. Enfin, c'est en voulant m'assurer avant tout du degré d'action que pouvaient avoir les fleurs de soufre

---

(1) Le plomb lavé dont parle Hippocrate est l'oxide jaune de plomb de nos jours.

prises isolément, que j'eus l'occasion d'observer que, jetées sur une plaie baveuse insensible dans l'état où elle se trouve lorsqu'on use du nitrate d'argent, elles produisaient une escarre sans que le malade en eût ressenti aucune impression douloureuse, et qu'elles semblaient activer la marche de la plaie vers la cicatrisation aussi bien que le nitrate d'argent et le quinquina qu'on emploie dans des circonstances analogues. Au reste, les fleurs de soufre ne doivent probablement leur peu de causticité qu'à une très petite quantité d'acide sulfurique qu'elles contiennent toujours, lorsqu'elles ne sont pas lavées; il est même probable que cet acide s'y trouve contenu d'une manière inégale, puisque la plaie se trouve inégalement corrodée par leur action. Je reviens à mon sujet.

Au lieu du gonflement, dont nous avons parlé, on voit quelquefois s'éteindre, dès les premiers jours de son action, la douleur et l'irritation des parties voisines, excitées par la maladie avant son extirpation; et c'est alors que l'on remarque d'une manière bien évidente que la pâte arsenicale, loin d'agir

comme tous les caustiques, calme l'irritation existante, en changeant le mode de vie
du lieu, de sorte qu'elle excite alors peu de
douleur, et favorise le retour des parties à
leur état naturel. Souvent la croûte du caustique, après s'être desséchée, s'humecte de
nouveau, et n'acquiert de la consistance que
lorsqu'il a cessé d'agir. Cela s'observe sur-tout
lorsque la surface sur laquelle l'application a
été faite présente une grande étendue.

Ce n'est ordinairement que vers le quatrième ou sixième jour que la douleur pro-
venant du corrosif cesse de se faire sentir, et
qu'il survient des espèces d'élancements qui
ne se renouvellent que par intervalles, signe
probable des efforts excités par la nature,
pour l'expulsion de la partie charnue que le
caustique a convertie en escarre.

On a regardé jusqu'ici comme un mau-
vais signe que la chute de la pâte caustique eût lieu le deuxième ou troisième jour
de son application, sans avoir produit aucun effet. Je me propose d'examiner de nouveau ce phénomène, et de m'assurer s'il ne
résulte pas d'un état particulier de la sur-

face malade qui s'oppose à l'action de ce caustique, etc.

Au reste, je dirai ici que le hasard m'a fait connaître des cas où la pâte arsenicale avait été appliquée sans inconvénient sur un lieu d'où la maladie avait été incomplètement enlevée[1] ; mais j'ai acquis alors la conviction que, si on n'extirpe point complètement toute l'étendue du mal, le but est manqué ; j'en ai encore une preuve récente dans un vieillard atteint d'un ulcère cancéreux à la lèvre inférieure, sur laquelle ce caustique avait été appliqué aux environs de Paris, sans qu'on eut réduit auparavant la maladie à l'état de plaie simple, par l'instrument tranchant.

Dès que la pâte arsenicale a cessé d'agir, et que le gonflement se dissipe, si la maladie est détruite, et l'action vicieuse du lieu entièrement changée, on voit la figure des malades devenir calme, cesser d'être crispée, et

---

(1) Comment supposer qu'un médicament, dont l'action consiste à désorganiser le lieu sur lequel on l'applique, puisse être absorbé par des vaisseaux qui sont frappés de gangrène, dès qu'ils sont en contact avec lui !

reprendre la sérénité de l'état de santé. De sorte qu'à la place d'une affection qui tenait l'individu dans un état d'usure et de fatigue continuelle, il ne reste qu'une escarre dont la nature tend à se débarrasser d'une manière analogue à l'expulsion de la gangrène, c'est-à-dire par l'établissement d'une ligne de démarcation, et par le suintement de pus entre les parties molles et la croûte qui résulte du caustique.

Pour rendre cette analogie plus exacte, ajoutons que la chute de la croûte arsenicale ne se fait ordinairement qu'à l'époque de celle de l'escarre de la gangrène; c'est-à-dire du quinzième au vingt-cinquième jour, époque ordinaire de la terminaison de toutes les maladies aiguës [1].

L'odeur que la plaie exhale tant qu'elle est couverte d'escarre ne ressemble en aucune manière à celle qui résulte des es-

___

[1] C'est le terme moyen de la terminaison des maladies aiguës; mais combien de fois ne se prolongent-elles pas jusqu'au quarantième jour. On ne serait donc point surpris si la chute de l'escarre n'avait lieu qu'à cette époque.

carrès des plaies simples : c'est une odeur particulière à ce caustique, et qui est semblable à celle de l'ail cuit; ce qui rappelle le caractère auquel on reconnaît la présence de l'arsenic dans les matières animales.

Il est rare que la chute de la couche de matière morte ne s'opère point par les seules forces de la nature, et qu'il survienne de la douleur au moment où elle se détache. Cela s'observe cependant, et les moyens propres à y remédier sont les mêmes que ceux que l'on emploierait *extérieurement* pour activer la chute d'une escarre gangréneuse. C'est donc aux cataplasmes émollients indiqués par la douleur que le malade éprouve, qu'il faut avoir recours, en même temps que l'on essaye de soulever la masse formée par le corps étranger, pour voir s'il ne serait pas possible de couper l'escarre, à l'aide de ciseaux, dans toute l'étendue qui touche à la ligne de démarcation, et de réunir ainsi les ressources de l'art aux efforts de la nature, pour opérer son expulsion.

Lorsque le produit de l'action du caustique s'est détaché par les seules forces de la nature, ou qu'à l'aide de ciseaux l'on a aidé sa chute qui était sur le point d'avoir lieu, il reste une plaie couverte d'une surface grisâtre muqueuse, tandis que l'on distingue déja sur les bords des traces de la cicatrice qui s'est faite pendant que la nature travaillait à l'expulsion de l'escarre. Bien plus, si le lieu a peu d'étendue, on le trouve quelquefois cicatrisé lorsque le caustique se détache.

La cause du commencement de cicatrice de la circonférence de la plaie, tandis que le centre est encore couvert d'escarre, me paraît tenir à la durée du temps que le travail d'expulsion reste à se faire de la circonférence au centre. En effet, ce n'est ordinairement que du quinzième au vingt-cinquième jour que s'opère la chute de la croûte du caustique du centre de la plaie, tandis que dès le huitième ou dixième jour les bords suppurent, se détergent et se cicatrisent.

A mesure que la cicatrice fait des progrès, le centre de la plaie se débarrasse de l'escarre et acquiert un bon aspect.

Lorsque le caustique a agi avec intensité,

la chute de la croûte se fait quelquefois tout-à-coup, et laisse la plaie d'un rouge baveux, mais présentant toujours un bon aspect; dans d'autres circonstances la chute de l'escarre se fait d'une manière graduée de la circonférence au centre, et la détersion marche en même temps que la cicatrice de la plaie. Cette différence doit seulement être considérée comme une variété du mode d'action du caustique.

Au reste le pansement ordinaire, dès la chute de la croûte du caustique, consiste à user d'un pansement simple, ou bien à couvrir la plaie avec un plumasseau légèrement enduit ou doré de basilicum, jusqu'à ce que la cicatrisation soit complète.

Dans les cas où la maladie extirpée est de nature douteuse, il survient quelquefois, vers le milieu de la cicatrisation, de la phlogose, de l'irritation aux téguments, et la plaie acquiert une grande sensibilité : rarement cet état coïncide avec un dérangement des fonctions digestives; de sorte que, dans le plus grand nombre des cas, on n'a d'autre indication à remplir que de calmer cette irritation locale à l'aide d'un plumasseau trempé dans une décoction narcotique. [1]

Le temps qui s'écoule pour la formation de la cicatrice est encore le même que celui de la durée des maladies aiguës. Si l'on considère le mode aigu dans son grand ensemble, on voit qu'il se termine du quinzième au vingt-cinquième jour au plutôt, et se prolonge quelquefois jusqu'au quarantième ; rarement il reste trois mois à parcourir ses périodes.

Lorsque, pendant la cicatrisation de la plaie ou après la guérison, de nouvelles répullulations viennent à se former, elles ont ordinairement moins d'étendue : ce qui doit porter le chirurgien à les ébarber de nouveau, et à réitérer l'emploi du caustique arsenical. On ne doit pas hésiter à faire de nouvelles applications toutes les fois que le mal diminue, et l'on s'est souvent bien trouvé de l'appliquer à quatre ou cinq reprises très éloignées.

____

(1) Telle qu'une décoction de guimauve, de têtes de pavots et de morelle, mêlée en parties égales avec du suc de laitue.

On a observé que l'application du caustique laissait après elle une cicatrice douce, unie, élastique, semblable à l'état naturel de la peau, analogue à celle des affections siphilitiques ou de la petite-vérole, tandis que la cicatrice du bistouri est dure, et forme une sorte de bride dans le lieu sur lequel elle se trouve placée. Cette particularité a fait étendre l'usage de cet escarotique aux cas où l'on aurait à craindre qu'une cicatrice inégale pût occasioner une difformité quelconque.

On ne s'est jamais repenti d'avoir appliqué ce caustique à la suite d'opérations pratiquées sur la poitrine pour l'extirpation des mamelles, et l'on a souvent à regretter d'avoir négligé cette précaution.

Enfin on peut faire sans crainte l'application de ce caustique sur toute espèce de surfaces; l'expérience prouve que son action sur les os est la même que sur les parties molles.

FIN.

www.ingramcontent.com/pod-product-compliance
Ingram Content Group UK Ltd.
Pitfield, Milton Keynes, MK11 3LW, UK
UKHW020955140726
13695UKWH00003B/1403